PROJET

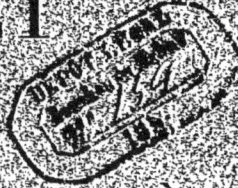

DE CONSTITUTION D'UN

BUREAU MUNICIPAL D'HYGIÈNE

PRÉSENTÉ A LA COMMISSION SANITAIRE

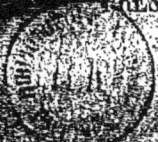

Par le D' A. QUEIREL

Séance du 10, Juillet 1887.

MARSEILLE

TYPOGRAPHIE ET LITHOGRAPHIE SABLATIER-FEISSAT

Rue Venture, 39

1887

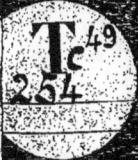

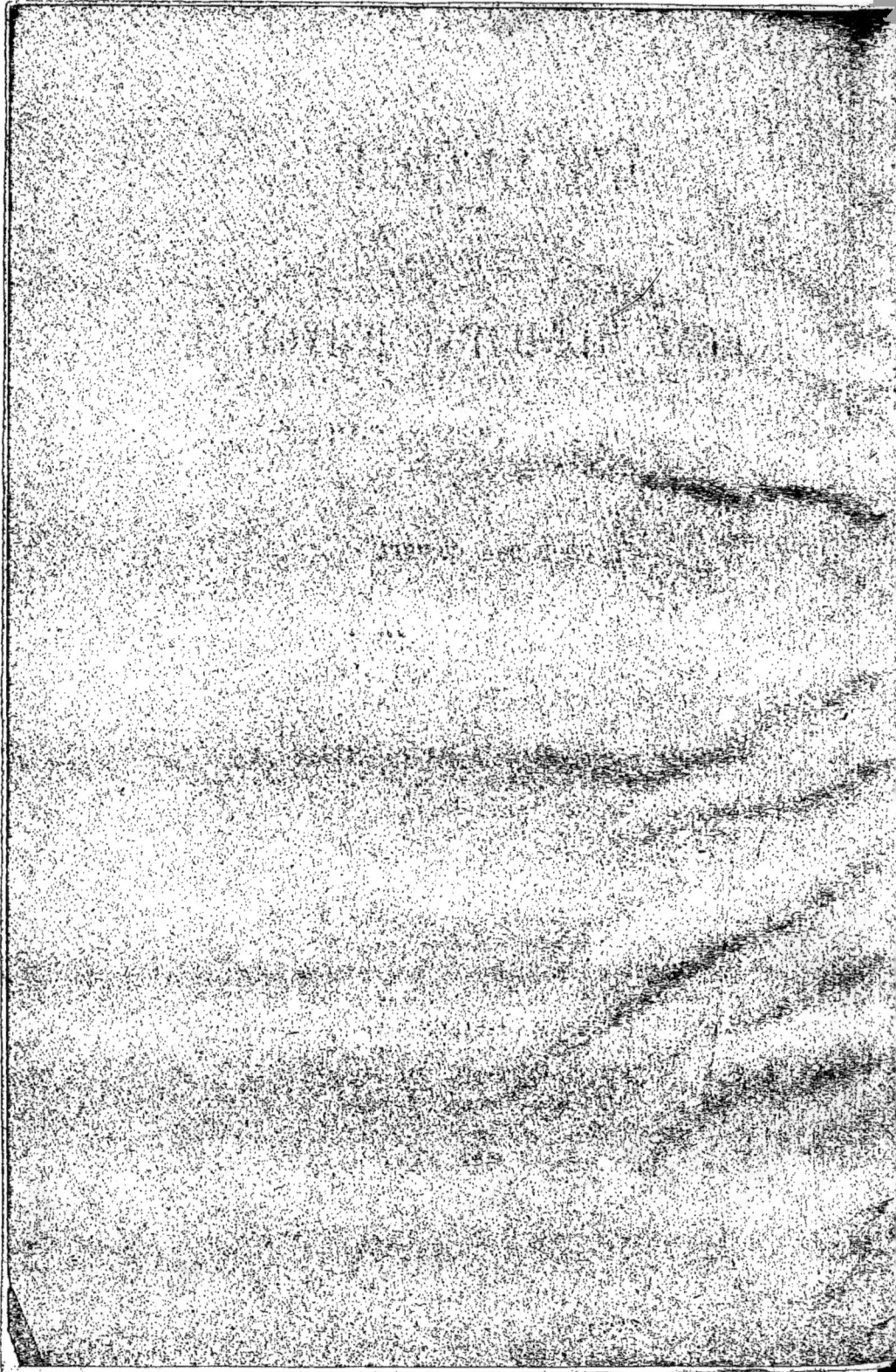

PROJET

DE CONSTITUTION D'UN

BUREAU MUNICIPAL D'HYGIÈNE

PRÉSENTÉ A LA COMMISSION SANITAIRE

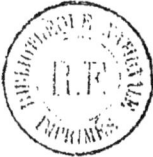

Par le D' A. QUEIREL

Séance du 15 Juillet 1887

MARSEILLE

TYPOGRAPHIE ET LITHOGRAPHIE BARLATIER-FEISSAT

Rue Venture, 19

1887

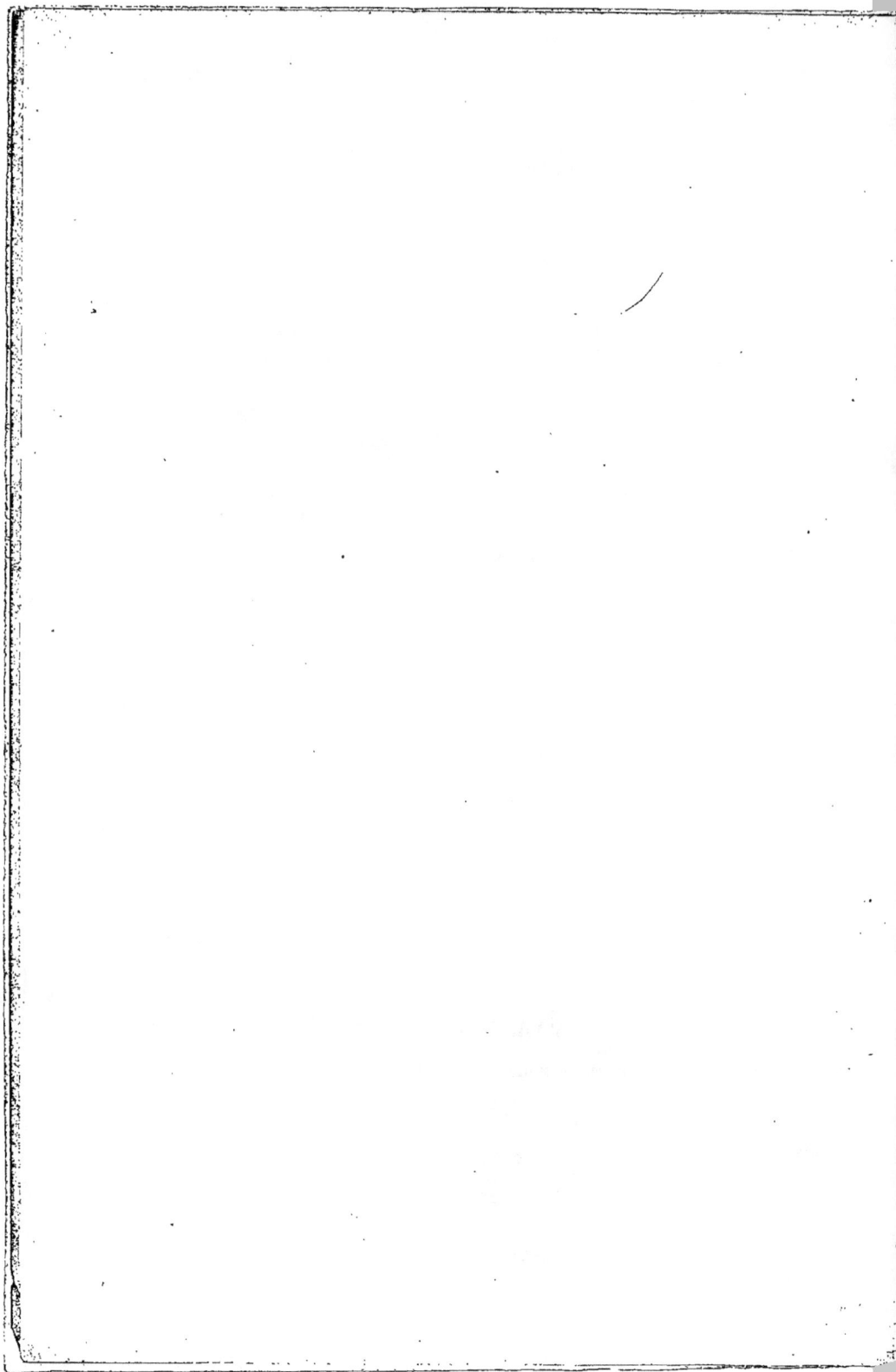

RAPPORT

SUR LA DÉSINFECTION

Au nom de la Sous-Commission dont font partie :
MM. Sixte Rey, Caillol de Poncy, Rietsch, Bérard-Ferréol, Queirel.

———~~~———

MESSIEURS ,

La sous-commission chargée d'examiner la question de la désinfection et de son application immédiate, s'est préoccupée surtout de vous proposer des mesures pratiques et pouvant être mises en vigueur sans aucun retard. Quand une organisation plus complète de ce service pourra être réalisée, de nouvelles mesures seront soumises à votre examen ; pour le moment, voici les propositions auxquelles nous nous sommes arrêtés :

1° Nous sommes tous convaincus de la nécessité de désinfecter les logements, mobiliers, linges, hardes, etc. des malades atteints de maladies contagieuses, qu'elle qu'en soit la terminaison : la guérison ou la mort. Mais le public n'est pas suffisamment persuadé qu'il ne faut pas attendre l'issue funeste d'une affection contagieuse, pour pratiquer la désinfection. Aussi, la commission compte-t-elle sur le corps médical pour combattre cette erreur et rappeler aux familles qu'il est de l'intérêt de tous de recourir de bonne heure aux méthodes désinfectantes, faciles à employer, et qui sont une sécurité pour le malade et pour son entourage.

Pour arriver à ce but, nous demandons qu'il soit déposé, dans chaque bureau de commissaire de police, des solutions désinfectantes que l'on délivrerait gratuitement aux indigents, sur un bon du médecin traitant.

La plus grande publicité devra être donnée à cette mesure.

Parmi les nombreux désinfectants à employer, la sous-commission s'est arrêtée à deux, estimant qu'il était plus pratique de les réduire à ce chiffre, qui peut répondre à tous les besoins et ne complique pas les manipulations. Une autre considération nous les a fait préférer : pour être livrés à tout le monde avec autant de facilité, ces liquides devaient présenter le moins de danger possible. Voici leur composition :

Liquide n° 1. — Solution phéniquée à 5 0/0 ;
Liquide n° 2. — Solution de sulfate de cuivre à saturation.

Des étiquettes rouges, avec la mention : Désinfectant n° 1 ou n° 2, et portant une petite instruction sur le mode d'emploi, seront collées sur les flacons. Le timbre de la mairie sera mis sur la capsule du bouchon.

Durant la maladie, comme aussi après la guérison, le médecin indiquera s'il y a lieu de s'en servir et comment il faut s'y prendre. Il indiquera aussi les précautions nécessaires pour l'entourage du malade.

2° Le service de la désinfection après décès sera organisé de la manière suivante : il comprendra, selon les besoins, une ou plusieurs équipes de trois hommes. Voici comment fonctionnera l'équipe et quels sont les ustensiles nécessaires :

Une voiture en tôle, semblable aux petites voitures de déménagements, peinte en noir et qui n'aura pas d'autre destination, recevra, au domicile du défunt tout ce qui doit être transporté et désinfecté à l'étuve. Toutes les hardes, rideaux, draps de lit, couvertures, vêtements, excepté les objets en cuir, linges de pansement, chiffons etc., etc., seront enfermés dans des sacs de toile serrée, trempés eux-mêmes au préalable dans la solution d'acide phénique.

Les matelas, enveloppes de paillasses, tapis, descentes de lit, seront enfermés dans des prélarts en toile à voile, trempés aussi dans la solution phéniquée. La paille de la paillasse sera brûlée par les hommes chargés du service de la désinfection.

Ceux-ci se revêtiront de manteaux imperméables, avant de commencer leurs manipulations. L'un d'eux emportera les objets réunis dans les sacs et les prélarts, dans la voiture noire qu'il accompagnera. Arrivé à l'étuve, il déchargera lui-même la voiture, et transportera les sacs et prélarts phéniqués, sans les ouvrir, jusque dans la pièce où fonctionne l'étuve. Quand des étuves d'un plus grand modèle seront établies, ces paquets y seront déposés tels quels, sans être ouverts, pour être soumis à l'action de la chaleur ; mais, en attendant, les paquets seront défaits pour être introduits immédiatement dans l'étuve actuelle où les matelas, fixés sur un tambour, les hardes pendues au plafond de la dite étuve, seront soumis successivement à l'action de la vapeur d'eau à 120° pendant une demi-heure et à celle de l'air chaud à la même température et pendant le même temps. L'opération sera terminée par le passage d'un courant d'air frais, pendant 20 minutes, avant qu'on ouvre l'étuve. Tandis que l'appareil fonctionnera, la pièce dans laquelle il est contenu sera désinfectée elle-même, à l'aide de pulvérisations phéniquées ; de manière qu'à leur sortie, les objets, passés à l'étuve ne puissent s'infecter de nouveau dans l'air ambiant.

Ces objets désinfectés seront rapportés directement chez leur propriétaire, dans une autre voiture, peinte en jaune, qui sera affectée à ce service exclusivement.

Monsieur le Directeur des hôpitaux nous a dit avoir déjà donné des ordres pour la construction d'un pavillon, à l'entrée de l'hôpital de la Conception, séparé des autres corps de bâtiments, avec sortie indépendante et où sera emménagée l'étuve actuelle. Il nous a promis de tenir compte des desiderata que nous lui avons communiqués de vive voix, relatifs à l'isolement de ce service et au défaut absolu de communication entre le personnel qui désinfectera et celui qui recevra les objets désinfectés. Ceux-ci seront alors reçus dans une pièce particulière où ils seront à l'abri de la contamination. Plus tard, si, comme tout nous le fait prévoir, on installe une nouvelle étuve, elle sera construite dans les conditions prescrites par vous et ne laissera rien à désirer.

3· Les deux hommes restés dans l'appartement, procèderont à la désinfection, en commençant par laver le sol, avec la solution numéro 2, étendue de dix fois son poids d'eau (1 litre pour 10 litres), puis ils feront des pulvérisations phéniquées à l'aide d'un appareil à main et avec le liquide n. 1, de manière à imprégner tous les meubles, particulièrement les lits et sommiers, et enfin tous les objets qui n'auront pu être transportés à l'étuve. Ils laveront ensuite avec le n° 2 l'évier, la lunette des latrines et le sol de l'escalier, où ils pulvériseront aussi le liquide n° 1.

Ces diverses opérations finies, les hommes, avant de se déshabiller, passeront sur leurs manteaux une éponge imbibée de la solution n° 1.

4° Les navires, dans les ports, seront soumis au même régime de désinfection, et, s'il y a lieu, devront être traités suivant l'arrêté municipal de l'année 1884.

5° Un pareil service, d'où peut dépendre la sécurité de la santé publique, exige des employés dévoués et consciencieux; aussi la commission émet-elle le vœu de demander au corps des sapeurs-pompiers, de se charger de la désinfection. Les hommes de bonne volonté que compte cette phalange de serviteurs d'élite, seront bien vite mis au courant, et formeront des chefs d'équipe précieux, en temps d'épidémie. Ils toucheraient, pour ces fonctions, un supplément de solde ;

6° La désinfection sera pratiquée gratuitement chez les indigents. Il leur sera même alloué une somme de fr. 10 quand on brûlera la paille de leur paillasse. La classe aisée payera une modique rétribution qui formera une caisse spéciale et un fonds sur lequel on pourra prélever des gratifications pour les employés dont on sera content.

Telles sont, Messieurs, les conclusions que la sous-commission vous prie de voter.

Nous n'avons pas cru devoir vous parler de ce qui se faisait jusqu'à ce jour ; d'abord parce que les procédés employés étaient défectueux et ensuite parce qu'ils donnaient une sécurité trompeuse à ceux qui les avaient appliqués. L'étuve que l'on transportait à domicile était insuffisante, comme dimension, comme élévation de température, comme fonc-tionnement. L'acide phénique que l'on faisait brûler sur des charbons ardents ne donnait qu'une désinfection douleuse. Il nous a semblé opportun de remplacer tout cela par les mesures plus sérieuses que nous venons de vous proposer.

MARSEILLE, le 20 Juin 1887.

PROJET

DE CONSTITUTION D'UN BUREAU MUNICIPAL D'HYGIÈNE

Présenté à la Commission Sanitaire dans la séance
du 15 Juillet 1887.

———

Malgré les engins de destruction nombreux et formidables
que voit chaque jour éclore notre époque, il est une pensée
bien consolante qui nous convainc que la civilisation ne
rétrograde pas : c'est de voir les gouvernements chercher à
diminuer la mortalité des peuples, à économiser la vie de
l'homme. Celle-ci à beaucoup plus de prix qu'autrefois, il
suffit d'un coup d'œil rétrospectif sur l'histoire du passé,
pour le constater. On semble avoir enfin compris l'avantage
matériel et moral que peut retirer une nation, d'augmenter
ses forces vives en diminuant le chiffre de ses pertes humai-
nes! La production d'un pays est toujours en rapport direct
avec la reproduction, soit avec la somme des existences! Le
capital perdu représenté par le nombre des habitants qu'en-
lève chaque année la mort ou la maladie est incalculable, il
se chiffre par milliards!... Il est donc incontestable qu'abais-
ser le coëfficient de la mortalité, c'est augmenter la richesse
nationale. On l'augmente aussi en diminuant la morbi-
dité, c'est-à-dire, en rendant à la Société, au travail,
des bras paralysés par la maladie. Ces idées semblent
du reste à l'ordre du jour; on en parle dans tous les
milieux!... Les œuvres d'assainissement qui en sont la
conséquence obligée et comme la consécration pratique,
seront un gros appoint dans les conditions de la santé publique. Notre édilité a compris d'emblée tout le parti qu'on en

pouvait tirer et je suis persuadé que l'assainissement de Marseille, elle nous l'a déjà prouvé, est inscrit en tête de son programme et des devoirs impérieux qu'elle a bien voulu s'imposer. Monsieur le Maire considèrera, j'en suis sûr, comme une de ses prérogatives les plus précieuses, la mission que lui confie la loi, de veiller à la conservation de la santé de ses concitoyens. Nous savons que c'est la préoccupation constante de l'honorable adjoint, le Dr Mireur, qui nous préside ! Aussi devons-nous les aider de toutes nos forces, et prendre l'initiative de leur proposer tout ce qui nous paraît, dans ce sens, bon et utile à nos concitoyens.

Eh bien, Messieurs, si une ville, comme notre grande cité, veut marcher résolùment dans la voie du progrès que consacrent des méthodes scientifiques nouvelles, mais certaines (démographie, nosologie, bactériologie), il est nécessaire qu'elle ait un centre d'informations précises, un contrôle, des moyens d'action, une institution enfin, qui réponde à tous les besoins de la santé et de la salubrité publiques. C'est dans ce but que nous avons l'honneur de vous soumettre le projet de constitution d'un bureau municipal d'hygiène.

Est-il besoin d'insister sur l'utilité d'une pareille institution, et ne sait-on pas les services que ces bureaux ont déjà rendus là où ils fonctionnent. Car ce n'est pas une innovation que nous proposons ! L'expérience est faite ! d'autres villes, d'une bien moindre importance que la nôtre, les ont fondés, essayés, expérimentés, elles s'en applaudissent chaque jour ! Voici en quel termes s'exprimait le Dr Dumesnil au Comité consultatif d'hygiène publique de France (29 mars 1886) :

« L'examen auquel nous nous sommes livré de l'organisation
« et du fonctionnement des bureaux municipaux de France,
« nous conduit à conclure : que cette institution est excel-
« lente dans les grands centres de population, où elle permet
« à l'autorité municipale d'exercer une surveillance attentive
« sur tous les faits; mouvement de la population, marche
« des affections endémiques et épidémiques, etc... qui inté-
« ressent la santé publique dans l'agglomération urbaine.
« En temps d'épidémie elle lui donne les moyens de cons-

« tater rapidement les cas qui se produisent, d'appliquer
« immédiatement les mesures prophylactiques. »

C'est ainsi qu'ont été appréciés les bureaux de Nancy, le
Havre, Reims, Saint-Etienne, Amiens, Pau et Rouen ; à l'étran-
ger, ceux de Bruxelles et Turin ont été l'objet d'une désig-
nation plus flatteuse encore. Pas une de ces villes n'a le
tiers de la population de Marseille; Pau n'a pas même le
dixième ; pas une n'est exposée, géographiquement comme
elle, à l'importation des fléaux exotiques ; pas une n'a ce va
et vient de voyageurs de tous pays, cette promiscuité de
nationalités étrangères ; et pourtant elles ont compris l'utilité de centraliser, sous une direction municipale, tout ce
qui touche au point de vue sanitaire, de loin ou de près, à la
sécurité des habitants.

Si nous avons le regret de venir plus tard, du moins aurons-
nous le privilège de profiter de l'expérience de ce qui a été
fait et y trouverons-nous un enseignement pour créer une
institution plus complète et plus en harmonie avec l'importance de notre population.

Une dernière considération plaide en faveur de notre
demande. Dans une des premières séances du Conseil municipal actuel, M. Mireur, notre président, a fait le bilan de
notre situation hygiénique, c'est-à-dire, qu'il a exposé, en
termes clairs et précis, l'état d'infériorité dans lequel nous
nous trouvons par rapport à d'autres villes plus populeuses
même que Marseille. Il a fait connaître le taux, aussi élevé
que déplorable, de la mortalité! Or toutes les villes qui ont
créé des bureaux d'hygiène ont vu leur mortalité décroître
rapidement. Les bienfaits de l'institution n'ont pas tardé à se
faire sentir, même si l'on considère les centres auxquels le
nôtre n'est pas comparable comme agglomération d'habitants, Londres, New-York, etc. Il existe là de véritables
ministères de la santé publique.

D'ailleurs, Messieurs, j'espère prêcher des convaincus; car
il faudrait avoir la mémoire bien courte, après deux épidé-
mies de choléra et l'épidémie, plus grave encore, de variole,
que nous venons de traverser, pour nier les services qu'aurait

rendus l'organisation que nous réclamons. Elle s'impose à une municipalité désireuse, comme nous la connaissons, de faire le bien, toutes les fois qu'on lui en fournit l'occasion.

BUREAU D'HYGIÈNE. — Le bureau d'hygiène comprendra quatre sections :

La première, de médecine publique, dans laquelle rentreront tous les services de la ville, médicaux et pharmaceutiques, la démographie, la statistique, etc ;

La seconde concernera plus particulièrement la salubrité publique, les logements insalubres, la désinfection, etc ;

La troisième sera réservée à la surveillance des viandes et denrées alimentaires ;

Enfin la quatrième sera le laboratoire municipal, complément indispensable des trois autres.

COMMISSION SANITAIRE. — Cette institution qui, comme on le voit, centralisera tout ce qui a trait à l'hygiène, sera sous la direction d'une commission consultative, la commission sanitaire actuelle, modifiée ou non, celle-ci ayant à sa tête un adjoint délégué, se réunira aussi souvent que son président le jugera nécessaire et au moins une fois par mois. Elle aura la surveillance des actes du bureau d'hygiène et aura aussi, comme principale attribution, de proposer, de son initiative, toutes les mesures intéressant la santé et la salubrité publiques. C'est à elle que le chef du bureau d'hygiène fera ses rapports sur les différentes branches du service.

PREMIÈRE SECTION. — BUREAU DÉMOGRAPHIQUE.— Il sera institué un bureau démographique, chargé de la statistique médicale, ayant à sa tête un docteur en médecine qui sera en même temps directeur du bureau d'hygiène. Il aura, sous ses ordres immédiats, six médecins inspecteurs, chargés de la vérification des décès, de l'inspection des écoles mater-

nelles, de la vaccination gratuite. Chaque soir ces médecins
se réuniront au bureau démographique, pour faire leur
rapport au directeur qui sera tenu de passer au moins deux
heures par jour à l'Hôtel-de-Ville. A cette première section
seront rattachés les services médicaux des mœurs, de la
police, de l'octroi, des pompiers, ainsi que le service phar-
maceutique de ces divers corps.

Qu'on ne se méprenne pas sur nos intentions! Nous ne
voulons pas désorganiser ce qui existe et ce qui a fonctionné
régulièrement jusqu'ici ; mais nous voudrions que les médecins de ces diverses branches de l'administration municipale se missent chaque jour en rapport avec le bureau
d'hygiène, pour lui remettre tous renseignements sur l'état
sanitaire de leur service respectif.

L'administration préfectorale serait priée de remettre au
bureau municipal une feuille de renseignements sur tous
ses services médicaux : Lycée, Douanes, nourrices, enfants
assistés, asile des aliénés, dépôt de mendicité, prisons.

On prierait également la commission administrative des
hôpitaux et hospices civils de communiquer le mouvement
de la population de ces établissements (entrées, sorties, décès,
restants), et l'administration du bureau de bienfaisance, les
rapports de ses médecins qui sont appelés à voir et à soulager
tant de malheureux.

Même demande serait adressée à l'autorité militaire, pour
l'hôpital et la garnison, ainsi qu'à l'administration de la
Santé, pour les navires. Enfin, on prierait le Directeur de
l'Observatoire de continuer à donner les observations météo-
rologiques quotidiennes.

Ce sont tous ces documents que le bureau démographique
sera chargé de mettre en ordre, de présenter sous forme de
tableaux, de graphiques. Des cartes dressées par la deuxième
section seront établies par lui, pour indiquer la topographie
des points intéressants, relatifs à quelque particularité
hygiénique. Ces cartes, ainsi que le vœu en a été exprimé par
le Comité consultatif d'hygiène de France, donneront:

A. — La constitution géologique du sol de la ville.

B. — Le réseau d'égouts. — C. La distribution des eaux.

D. — L'emplacement des puits et des puisards, fosses d'aisances.

E. — La répartition des habitations collectives (écoles, casernes, prisons, hôpitaux, cimetières), des établissements classés.

On aura ainsi les éléments d'une bonne et sérieuse statistique, complétée par l'échange, avec les autres bureaux d'hygiène, de documents analogues ; heureux si la comparaison peut faire naître une noble émulation, l'émulation contre la mort !

VÉRIFICATION DES DÉCÈS. — Tous les jours, à midi et à 5 heures, le bureau d'hygiène recevra de l'Etat Civil, la feuille des décès enregistrés, avec l'adresse du défunt et le diagnostic du médecin. Ces renseignements seront transmis aussitôt aux vérificateurs des décès. Ceux-ci prendront le titre de médecins de l'Etat-Civil et seront assermentés. Ils auront à se transporter le jour même à la maison mortuaire et à s'assurer, non-seulement de la mort réelle de l'individu et de son identité, mais encore des circonstances qui auront amené le décès et des conditions dans laquelle il s'est produit. Leur rôle délicat devra toujours s'allier au respect le plus strict des convenances. Le diagnostic du médecin traitant ne devra jamais être l'objet d'aucune observation, surtout en présence de la famille. S'ils ont quelque soupçon sur la cause non naturelle de la mort, ils devront en référer immédiatement au directeur qui pourra faire surseoir à l'inhumation. Dans d'autres cas, au contraire, ils pourront être appelés à donner leur avis sur l'opportunité d'une inhumation précipitée.

Pour faciliter la tâche des fonctionnaires du bureau d'hygiène, Monsieur le Maire enverra, à tous les médecins patentés de la commune, une circulaire les priant de mettre sur les déclarations de décès le diagnostic de la maladie qui a causé la mort. Il leur sera adressé en même temps un carnet à répertoire, où chaque maladie correspondra à un numéro ; afin que s'il leur répugnait d'inscrire le diagnostic en toutes lettres sur le billet de décès, ils y fassent figurer simplement le numéro correspondant de la maladie inscrite sur le carnet.

Pour la rédaction de ce carnet, on adoptera la nomenclature de la ville de Paris.

Les renseignements rétrospectifs sur les causes des décès, sont sans doute d'une grande importance, non-seulement au point de vue de la statistique, mais encore dans le cas où il y aurait à faire pratiquer la désinfection ; ils ne suffisent pourtant pas, quand il s'agit de maladies zymotiques, importées ou non ! L'administration municipale a alors le plus grand intérêt, à connaître, sans retard, les cas qui se sont manifestés, intérêt qui se confond avec celui de la cité, dans un but de préservation. Ainsi nos confrères seront-ils priés, d'aviser immédiatement le bureau d'hygiène.

Comme le fait observer, l'article 37 du règlement du bureau du Havre, toute liberté d'action est, bien entendu, laissée à MM. les médecins traitants, dans la direction des secours donnés à leur malades, et dans l'application des mesures de désinfection et d'isolement qu'ils jugeront nécessaires ; mais la municipalité, renseignée et éclairée par eux, pourra prendre les décisions et pourvoir aux mesures générales que réclamerait la santé publique menacée, telles que l'assainissement des voies publiques, des égouts, etc., etc., et les secours aux indigents.

Chaque praticien recevra dans un carnet à souche, sur lequel il inscrira ces maladies, le nom et l'adresse des malades, et dont, le cas échéant, il détachera une feuille en gardant le talon. Cette feuille détachée portera au verso l'adresse imprimée du Directeur du bureau d'hygiène à la Mairie, et l'affranchissement nécessaire. Le médecin n'aura qu'à jeter cette feuille fermée à la poste.

Nous avons voulu par ces détails minutieux épargner le plus de peine possible à nos confrères et rendre la chose aussi facile que pratique. Qu'on ne vienne pas nous dire qu'ils ne s'y prêteront pas volontiers ; nous avons trop bonne opinion de leur dévouement quand il s'agit des intérêts supérieurs de l'humanité !

SECRET PROFESSIONNEL. — Quelque scrupule de secret professionnel pourrait seul les faire hésiter. Examinons cette objection :

Qu'il nous soit permis d'emprunter à Legrand du Saule (p. 1373), une autorité en pareille matière, les quelques lignes qui suivent, sur ce sujet.

« Voilà maintenant le médecin hors de la maison d'un « malade ! Ce qu'il a vu, appris dans cette maison, de cette « famille, est lettre close pour tous : ce sont des secrets qu'on « lui a livrés ; c'est le secret professionnel. Il a constaté des « maladies, des vices, des lésions héréditaires ; on l'a informé « des choses les plus intimes ; il a pénétré dans le secret des « sentiments, des passions ; il sait tout cela, mais au nom « de l'honneur, il n'en doit compte à personne. Aucune puis- « sance humaine, aucun magistrat, aucun intérêt, aucune « amitié n'a le droit de solliciter la révélation de quelqu'un « de ses secrets : l'homme qui cèderait à une considération « de ce genre, serait compromis, peut-être fiétri. »

Je ne voudrais pas retrancher un mot, à ces paroles empreintes d'une si grande élévation. On peut le dire à la louange de notre profession, il n'est pas un médecin, vraiment digne de ce nom, capable de trahir un secret ; mais, je vous le demande, quelle comparaison à établir entre une confidence compromettante, faite à l'homme de l'art pour l'éclairer dans l'incertitude de son diagnostic ou la conduite de sa thérapeutique, et une maladie accidentelle constatée par le praticien, maladie déjà connue de l'entourage, de tout un étage, de toute une maison, quelquefois d'une rue tout entière ? Le médecin peut-il la dissimuler ? Doit-il le faire ? Y va-t-il de l'intérêt de son malade, de la famille, des voisins ? Non, au contraire. Il y a danger public, si cette maladie se propage, se répand ! S'il peut en cacher le nom pour éviter une panique, il en doit compte à l'autorité. Ecoutez encore Legrand du Saule, dans l'éloge qu'il fait du médecin en face des dangers d'une épidémie, et que, certes, nous ne contredirons pas.

« Non-seulement il lui est défendu de quitter son poste,

« même temporairement, mais encore il a à mettre son cœur,
« son énergie, à la hauteur des circonstances, et, par sa vigi-
« lance, il doit circonscrire les foyers morbides, de manière
« à en écarter nombre de ses concitoyens, sauf à y pénétrer
« lui-même par devoir et par dévouement. » (page 1379).

Vous le voyez, à côté de l'éloge le devoir est tracé: circonscrire les foyers d'infection, en écarter nombre de citoyens!
Pour lui, il s'exposera, mais ce qu'il doit ménager avant tout,
c'est la vie de son semblable. Et comment refuserait-il donc,
de propos délibéré, pour accomplir cette lourde tâche, l'appui
de l'autorité? Pourquoi renoncerait-il à l'aide qui lui est
offerte bénévolement, gratuitement, dans l'intérêt de ses
clients, et sans arrière pensée? Non, se réclamer du secret
professionnel pour cacher quelques cas de fièvre typhoïde,
diphthérite, variole ou autres, serait incompréhensible. Nous
allons plus loin: le médecin serait coupable de se taire.
Pourra-t-il à lui seul suffire à tout, pour empêcher la con-
tagion, la propagation de ces maladies! Aura-t-il une action
comparable à celle de l'Administration, sur le fonctionnement des eaux, l'écoulement des déjections, les égouts, etc.!
Pourra-t-il prendre les mesures d'assainissement d'une rue,
d'un quartier, d'une ville? Evidemment non! Nos confrères
par leur silence assumeraient là une grande responsabilité,
et qui sait si quelque mal intentionné ne pourrait aller
jusqu'à se réclamer contre eux de l'article 1383 du Code
civil:

« Chacun est responsable du dommage qu'il a causé, non
« seulement par son fait (cela regarderait le malade) mais
« encore par sa négligence, ou son imprudence », (le dernier
membre de phrase ne combattrait-il pas dans l'esprit des
juges l'argument du secret professionnel pour ce cas déter-
miné?) n'y aurait-il pas imprudence à cacher la vérité? Au
reste M. M., sans vouloir établir de comparaison entre les
épizooties et les maladies épidémiques qui frappent l'humanité, pourquoi n'y aurait-il pas une loi de protection contre
l'homme malade, comme il en existe une contre les
animaux?

Les articles 459 et suivants du Code pénal, prescrivent, sous les peines les plus sévères, aux propriétaires d'animaux atteints de maladies contagieuses, de les isoler et de les déclarer immédiatement. On se défend contre ces dangers de la propagation des épizooties, surtout au point de vue de l'alimentation, pourquoi ne défendrait-on pas une ville entière contre la variole, la diphthérie, le choléra, qui peuvent infecter les sources mêmes de la vie, c'est-à-dire l'air, l'eau, et le sol?

Mais je m'arrête sur ce sujet qui me mènerait trop loin, et je n'ajouterai qu'un mot. Partout où les bureaux d'hygiène ont fonctionné, on n'a eu qu'à se louer de l'exactitude des médecins à seconder l'administration. Quelques-uns même ajoutaient spontanément à la feuille imprimée, des renseignements précieux sur la marche et sur l'origine des maladies. Ils y trouvent, il est vrai, eux-mêmes, un profit, moral s'entend, car ces documents mis en ordre par le service de la démographie sont toujours à leur disposition quand ils veulent les consulter. Nous félicitons ces confrères de s'être souvenu que le médecin est appelé à prévenir autant qu'à guérir.

C'est aux médecins de l'état civil qu'incombera l'obligation de s'assurer de la bonne exécution de la désinfection lorsqu'elle aura dû être prescrite.

INSPECTION DES ECOLES MATERNELLES. — L'inspection des écoles maternelles au nombre de 25, et de la seule crèche qui existe, sera l'objet d'un soin tout particulier. Aujourd'hui ce service est fait par huit médecins, à titre gracieux, et les visites ont lieu une fois par mois. Une surveillance plus grande nous semble nécessaire, il conviendrait de la confier aux médecins de l'état civil, en exigeant une visite par semaine.

A chaque visite le médecin consignera ses observations sur un registre *ad hoc* qui ne pourra sortir de l'établissement; copie en sera remise au bureau d'hygiène. Ces observations porteront sur l'aération des salles, sur leur température, sur

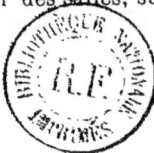

leur bonne ou leur mauvaise exposition, sur leur hygro-
métrie, sur leur propreté, sur l'état des cours et des préaux,
au point de vue de l'humidité ou des autres conditions
hygiéniques, sur la situation et la propreté des lieux d'aisances,
sur le système de vidanges, enfin sur le nombre des enfants,
sur leur santé moyenne et sur les maladies les plus com-
munes qui ont pu les atteindre. Le médecin inspecteur
examinera encore si les nouveaux venus ont été vaccinés ;
il s'assurera de la qualité de l'eau potable et aussi de celle
des aliments, dans le cas où il en serait distribué dans la
maison.

Il prendra le dossier somatologique de chaque enfant à son
entrée, où seront mentionnés : l'âge, la taille, le poids, la
circonférence thoracique ; et, tous les semestres, on consta-
tera les différences pour s'assurer si l'enfant a profité
ou non.

Les enfants malingres de parents pauvres pourraient rece-
voir gratuitement une dose d'huile de foie de morue qu'on
leur ferait prendre en présence de la directrice de l'établissement.

Tout enfant malade devra être renvoyé à sa famille, et la
cause du renvoi indiquée sur le registre. Si le renvoi avait
lieu pour une affection contagieuse, l'enfant ne pourrrait
rentrer qu'après avis du médecin inspecteur.

En cas de contestation entre ce dernier et la direction de
l'école maternelle, le conflit serait porté devant le directeur
du bureau d'hygiène, et en dernier ressort devant la Commission sanitaire.

Il serait désirable que le bureau d'hygiène eût communication des rapports médicaux, sur les écoles primaires com-
munales et les écoles supérieures de garçons et de filles,
documents qui sont collationnés chaque mois au bureau de
l'instruction publique, à la Préfecture.

VACCINATION. — Il est de notoriété publique que si la
vaccination ne garantit pas toujours de la variole, elle en
atténue du moins les effets. Aujourd'hui plus que jamais,

l'idée de préservation par la vaccine est entrée à peu près dans toutes les classes de la société; mais on ne saura jamais trop faire comprendre les bienfaits de cette découverte, à la classe peu éclairée. Il faut donc combattre les préjugés de celle-ci, il faut ne pas lui laisser croire que la vaccine engendre des maladies, ou qu'il y a danger à se faire vacciner en temps d'épidémie. D'autre part, on doit lui faciliter les moyens de faire vacciner ses enfants, et lui offrir le vaccin gratuitement. On propagera ces idées pratiques en ayant à la mairie un bureau ouvert tous les jours de onze heures à midi, où chacun des médecins de l'état civil à tour de rôle vaccinerait gratuitement. Les vaccinateurs s'assureront des résultats de leur opération, et délivreront des certificats de vaccine, quand il y aura lieu.

Un des médecins préposés à cette fonction, aura la garde et la conservation du vaccin.

SERVICE MÉDICAL DE NUIT. — Un ou plusieurs bureaux de police resteront ouverts toute la nuit, et porteront sur un transparent lumineux, la mention : « Service médical de nuit ». C'est là que les malades enverront réclamer le médecin. Il sera établi un roulement, parmi les praticiens qui voudront participer à cette œuvre utile ; chaque soir il en sera choisi un, qui devra se lever la nuit à la réquisition du bureau de police. Le médecin désigné recevra communication de son tour de garde, et aura soin de ne pas s'absenter cette nuit là. Quand on demandera ses soins, un agent ira le chercher à son domicile et l'accompagnera chez le client. Si celui-ci est indigent, la visite sera réglée par le bureau de police, sinon l'agent se fera remettre la somme qu'il devra donner à l'homme de l'art, et qui ne pourra être moindre de 10 fr. ni excéder ce chiffre. Le même médecin pourrait être appelé à donner les premiers soins aux blessés si nombreux que chaque nuit on envoie à l'hôpital après des rixes sanglantes. Nous appelons l'attention de la commission sur l'importance de ce service, dans une ville aussi populeuse que la nôtre. Il fonctionne à Paris avec succès, sa création à Marseille n'entraînerait qu'une dépense fort médiocre

BUREAUX DE SECOURS. — En cas d'épidémie, les membres des bureaux de secours dont l'organisation a subsisté depuis 1885, seront convoqués par le directeur du bureau d'hygiène et entreront immédiatement en fonction. Il n'y aurait ainsi aucun retard dans les soins à prodiguer aux premiers malades atteints par le fléau.

2ᵉ SECTION. — SALUBRITÉ PUBLIQUE. — Ecarter les causes d'insalubrité, en combattre les effets, tel est le but de l'hygiène, telles seront aussi les attributions de la deuxième section. C'est elle qui, à proprement parler, s'occupera de l'assainissement. Dans ce but il sera nommé quatre inspecteurs de la salubrité publique, chargés uniquement de surveiller les quartiers qui leur seront assignés, au point de vue de l'entretien des rues, des trottoirs, de l'écoulement régulier des eaux, du bon fonctionnement des regards et des puisards, des dépôts d'immondices, de décombres, et de tout ce qui pourrait être nuisible à la sécurité des citoyens. Ils seront assermentés et pourront verbaliser. Chaque jour ils feront leur rapport au directeur du bureau d'hygiène, qui enverra les dossiers aux administrations compétentes, afin de remédier au plus tôt à l'état de choses irrégulier.

Il y a à Marseille 500 rues, ruelles, impasses non classées, indépendantes de la voirie, et ce sont justement celles là qui sont les plus malsaines. La plupart sont des foyers d'infection qu'il y a lieu de signaler à l'autorité.

De nombreux garnis, 1753. existent dans notre ville, plusieurs (86) dissimulent sous ce titre des lieux de débauche avérés.

Nous demandons, ainsi que la loi le prescrit, qu'il soient sérieusement inspectés, et qu'on puisse en tout temps s'assurer de leurs conditions matérielles de salubrité.

La commission des logements insalubres, dont l'organisation est définie par la loi, devra faire partie de cette section, et remettre ses procès-verbaux au directeur, qui en fera part à la commissions sanitaire.

Enfin, le service de la désinfection tel que vous l'avez réglé dans une des dernières séances, se rattachera encore à cette section.

C'est aussi dans cette section que seront dressées les cartes dont nous avons parlé. Les modifications que le temps amènerait, les nouvelles installations, de prises d'eau ou de puisards, etc. les immeubles en constructions, devront y figurer dès leur apparition. Un employé spécial capable serait chargé de cette partie très importante de ce service.

3ᵉ Section. — Inspection alimentaire. — Celle-ci sera réservée exclusivement à la garantie de la consommation alimentaire. Elle comprendra le service de l'abattoir et l'inspection des viandes et étaux de boucherie, viandes foraines, ainsi que la surveillance des marchés (légumes, herbages, fruits, denrées, poissons). Le service qui fonctionne actuellement à la satisfaction de tous, recevra du bureau d'hygiène une nouvelle impulsion, et ses agents une plus grande force morale.

Nous voudrions deux inspecteurs de plus pour les halles et marchés. Ces fonctionnaires seront appelés à saisir des échantillons de denrées avariées ; ils s'y prendront comme il sera dit plus loin.

Le directeur de l'abattoir enverra chaque soir au directeur du bureau d'hygiène le mouvement des bêtes reçues, des viandes sorties, ainsi que les obervations des vétérinaires inspecteurs. Il le tiendra également au courant du mouvement du marché aux bestiaux et de l'infirmerie des animaux. Les autres inspecteurs du service alimentaire feront aussi des rapports quotidiens analogues.

4ᵉ Section. — Laboratoire Municipal. — Comme complément indispensable des services précédents, il est de toute nécessité d'avoir un laboratoire municipal pour les épreuves, les recherches, et les expériences, qui regardent ou intéressent la ville. L'importance qu'ont prise dans ses derniers temps les recherches micrographiques, pour tout ce qui concerne l'hygiène, l'importance non moins grande des analyses chimiques pour l'alimentation, les boissons, et même l'air que l'on respire, légitimeront suffisamment l'extension que nous voudrions donner au laboratoire qui existe déjà. Sans parler du concours qu'il prêtera aux inspecteurs des denrées et de la viande de boucherie, l'hygiène alimentaire particulièrement, recevra une heureuse influence de cette institution. Les vins, les bières, les cidres, le lait, le vinaigre, et bien d'autres liquides journellement consommés, prêtent à une sophistication assez nuisible pour qu'il soit utile, dans certains cas, d'en soumettre à l'analyse les échantillons saisis. De même les farines, les poivres, le chocolat, le beurre, le miel, le sucre, les pâtisseries, les confiseries, les pâtes, le café, le thé, peuvent contenir frauduleusement des produits étrangers à leur constitution, qui demandent à être découverts et reconnus.

Les viandes de boucherie, de charcuterie, le gibier, le poisson, les coquillages, demanderont des recherches spéciales microscopiques ou physiologiques.

Le vernissage des conserves, la soudure de leurs boîtes, la coloration des substances alimentaires, pourront demander des travaux de laboratoire.

La nature des alcools, l'emploi de certains désinfectants, dans les denrées, les anti-fermentescibles devront être recherchés avec soin, et la plupart des médicaments contrôlés sérieusement.

A toutes ces opérations d'une grande délicatesse, s'en joindront d'autres, non moins délicates : la recherche des microbes en général et surtout des microbes pathogènes, leur rapport avec la constitution médicale régnante, leur présence dans certains liquides, sont des problèmes difficiles, mais d'une importance extrême et pratique à résoudre.

Voici comment nous comprendrions le fonctionnement du laboratoire municipal :

ART. 1ᵉʳ. — Toute personne qui désirera faire analyser une substance alimentaire, ou un objet ou marchandise quelconques, susceptibles par leur usage d'influer sur la santé, devra en déposer un échantillon au bureau d'hygiène ouvert à cet effet à la Mairie, tous les jours de 2 heures à 4 heures du soir.

ART. 2. — Toutes les analyses seront gratuites.

L'appréciation qualitative sera seule communiquée au déposant. Néanmoins si le chef du laboratoire le juge nécessaire il sera fait une analyse quantitative, dont les résultats seront consignés par lui sur un registre spécial.

ART. 3. — En remettant l'échantillon à analyser, le déposant fera connaître :

1° Ses noms, profession et adresse ;

2° La nature de la substance à analyser ;

3° Les noms, profession et adresse du vendeur ;

4° La date de l'achat ;

5° La nature des accidents produits par l'usage de la marchandise.

ART. 4. — Ces renseignements seront inscrits sur un registre à souche, avec un numéro d'ordre. Il sera remis au déposant un récépissé détaché du registre à souche, et des modèles que l'on trouvera aux pièces justificatives.

ART. 5. — Une fiche portant l'indication de la date du dépôt du numéro d'ordre, et des observations du déposant, sera immédiatement attachée à l'échantillon.

ART. 6. — Les substances à analyser, ainsi étiquetées, seront envoyées tous les soirs au laboratoire. Dès que l'analyse en aura été faite, le bulletin constatant les résultats de l'opération, sera porté au bureau d'hygiène.

ART. 7. — Ce bulletin sera remis au déposant, en échange du récépissé dont il a été parlé à l'art. 4. (*Voir pour sa teneur*, aux pièces justificatives).

ART. 8. — Lorsque les analyses auront fait reconnaître quelque chose de nuisible ou de frauduleux dans les échantillons déposés, un inspecteur de la salubrité recevra l'ordre de se transporter chez le vendeur. Il se livrera chez ce dernier à un examen attentif des denrées ou marchandises en vente ou en magasin, et prélèvera des échantillons de toutes celles qui lui paraîtront suspectes.

Art. 9. — Chaque prélèvement sera effectué en triple. L'un de ces échantillons sera destiné à l'analyse ; l'autre à une contre-expertise, au cas où le tribunal compétent la jugerait nécessaire, et le troisième restera entre les mains du marchand.

Art. 10. — Les échantillons seront collés et numérotés sur une étiquette qui sera revêtue de la signature de l'inspecteur et du commerçant. L'opération sera constatée par un procès verbal, revêtu des mêmes numéros et signatures. Si le commerçant refuse de signer, il en sera fait mention.

Art. 11. — Le procès verbal sera remis au bureau d'hygiène avec deux échantillons annexés. L'un de ces échantillons sera mis en réserve au bureau d'hygiène, l'autre sera transmis au laboratoire pour être analysé. Après l'analyse et d'après les résultats constatés, la justice sera saisie, s'il y a lieu.

Art. 12. — Indépendamment des vérifications ainsi provoquées par l'initiative du public, les inspecteurs seront chargés de surveiller chaque jour, la circonscription assignée à chacun d'eux, au point de vue de la mise en vente ou de l'existence en magasin d'aliments, boissons, ou produits quelconques, falsifiés ou corrompus.

S'il y a lieu à prélèvement d'échantillons, il sera procédé conformément aux dispositions qui précèdent.

Les mêmes mesures seront prises à l'égard du lait et des denrées de toute nature, apportées en ville ou saisies à la barrière d'octroi.

Art. 13. — Le laboratoire aura encore à s'occuper des grandes questions d'hygiène publique qui pourront comporter, soit des analyses chimiques, dans le sens que lui indiquera la Commission sanitaire, soit des analyses microscopiques.

La culture des microbes et l'atténuation des virus seront l'occupation constante du Chef de service.

Art. 14. — Le personnel du laboratoire comprendra :

1° Un directeur connaissant à la fois la chimie et la bactériologie ;

2° Deux préparateurs, un pour la chimie, un pour la bactériologie ;

3° Un garçon ;

Art. 15. — Le matériel du laboratoire sera installé suivant les données les plus récentes de la science contemporaine.

Conclusion. — Telles sont, Messieurs, les bases sur lesquelles nous voudrions voir créer le bureau municipal d'hygiène. Si je me suis bien fait comprendre, ce centre d'informations serait comme un immense réseau où chaque quartier, chaque rue, chaque immeuble même, aurait son casier sanitaire ; où chaque maladie serait connue par ses méfaits, et chacune des causes morbides qui peuvent nous atteindre, immédiatement signalée.

Ce sont tous ces points que nous avons voulu mettre en lumière, et en prenant cette initiative, nous sommes persuadé, pour l'intention au moins, de répondre au vœu de la plupart des membres de la Commission sanitaire.

Pour qu'on ne nous accuse pas de trop embrasser et de mal étreindre, nous avons laissé de côté les grands travaux d'assainissement dont nous sommes loin de méconnaître l'importance, et qui ont fait plusieurs fois l'objet de nos méditations. En nous restreignant au sujet que nous avons traité, nous espérons éveiller l'attention de l'autorité municipale, sur cette grave question, lui faire partager notre manière de voir, et l'entraîner sur le terrain pratique et salutaire de l'exécution.

ÉCONOMIE DU PROJET.

DÉSIGNATION.	CRÉDITS anciens.	CRÉDITS nouveaux.	Différences.	OBSERVATIONS.
Bureau démographique	4.700			Les six médecins inspecteurs sont chargés de la vérification des décès, de la vaccination et de l'inspection des écoles maternelles.
Demandé { 1 docteur directeur.. 6.000				
6 médecins inspect^{rs}. 18.000				
2 employés......... 3.000				
Frais (imprimés, vaccin, etc.) 3.000		30.000	25.300	
Service des Mœurs (8 médecins).	12.000	12.000		Quatre titulaires et deux adjoints pour tous les services ci-dessus.
— Police (2 médecins)......	3.000	3.000		
— Pompiers (2 médecins)..	1.500	1.500		
— Octroi (6 médecins)......	7.500	7.500		
— Pharmaceutique.........	30.500	30.500		
Secours aux indigents (Rage)....	8.000			Voir Désinfection.
Demandé { Service de la désinfection....		5.000	5.000	Y compris secours Rage.
Service salubrité		6.000	6.000	(Quatre inspecteurs nouveaux.)
Inspection des denrées		3.000	3.000	(Deux inspecteurs nouveaux.)
Service médical de nuit......		6.000	6.000	
Cartographie...............		6.000	6.000	Frais et employés.
Laboratoire municipal.........	7.400			Modifications en rapport de ce qu'on pourrait exiger de lui.
1 directeur......... 4.000				
2 préparateurs 3.600				
1 garçon...........: 1.200				
Matériel (annuellement) 2.000		10.800	3.400	?
	74.600	121.300	54.700	
			8.000	
		Différence....	46.700	

Soit une dépense de 46.700 fr. (cinquante mille francs en chiffres ronds) pour organiser à Marseille un bureau d'hygiène, c'est à dire un service qui aura pour but la surveillance de tous les moyens propres à assurer la santé publique et à diminuer le taux de la mortalité.

Comparée aux frais occasionnés par les bureaux d'hygiène d'autres villes moins importantes, cette dépense n'est que très légitime. Nous citerons, à titre de comparaison :

> Bruxelles, dont le budget est de   44.000 fr.
> Le Havre,   —   26.450 fr.

et enfin Venise, qui dépense la somme énorme de 991.000 fr.

VILLE DE MARSEILLE

BUREAU MUNICIPAL D'HYGIÈNE

Laboratoire d'Analyses

Bulletin de dépôt de l'échantillon n°   dont le bulletin
d'analyse pourra être retiré le. . . . .

MARSEILLE, le

Le Chef du Bureau d'hygiène,

VILLE DE MARSEILLE

BUREAU MUNICIPAL D'HYGIÈNE

Laboratoire d'Analyses

Analyse qualitative de l'échantillon n°
(Nom du déposant) M. (*)
Rue . . . .
Le chef du Laboratoire certifie que l'échantillon portant
le n°   *est.* (Bon, passable, mauvais, nuisible).

MARSEILLE, le

Le Chef du Laboratoire municipal,

Toute personne qui usera du présent bulletin pour nuire à la réputation d'autrui commettra le délit de diffamation (art. 32 de la loi du 29 juillet 1882).

(*) Ce nom ignoré du chef du Laboratoire est inscrit par les soins du Bureau d'hygiène.

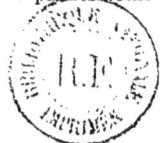

Marseille — Typ. et Lith. Barlatier-Feissat

117

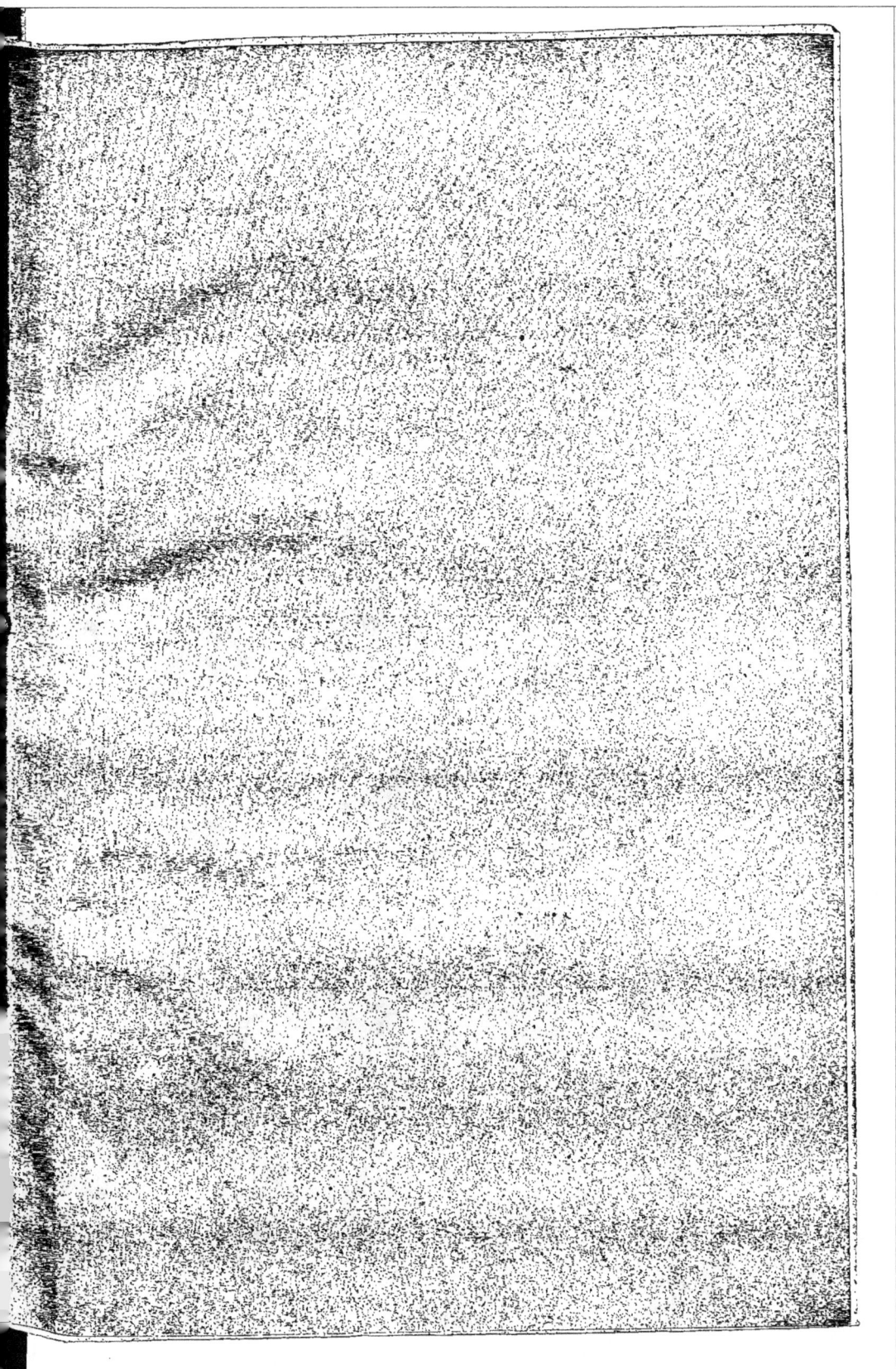

www.ingramcontent.com/pod-product-compliance
Lightning Source LLC
Chambersburg PA
CBHW060459210326
41520CB00015B/4017